Guide de l'hypersensibilité

comprendre, accepter et s'épanouir

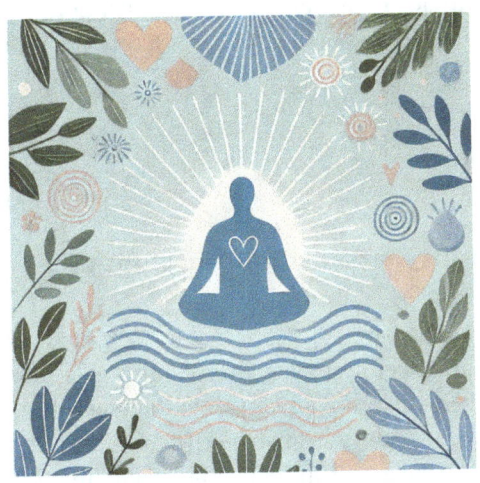

Gwendoline Jouan

Guide de l'Hypersensibilité : Sommaire

1. Introduction à l'Hypersensibilité

- Définition et types d'hypersensibilité
- Origines et bases scientifiques de l'hypersensibilité
- Pourquoi ce guide ?

2. Comprendre son Hypersensibilité

- Les traits et caractéristiques des hypersensibles
- Hypersensibilité émotionnelle vs. sensorielle
- Profil des hypersensibles : forces et défis
- Lien entre hypersensibilité et haute empathie

Les Défis de l'Hypersensibilité au Quotidien

- Relations et hypersensibilité : amitié, amour et famille
- Hypersensibilité au travail et dans les études
- Gérer les stimuli sensoriels (bruit, lumière, foules, etc.)
- La charge émotionnelle et la fatigue mentale

3. Se Connaître pour Mieux Vivre avec son Hypersensibilité

- Exercices de connaissance de soi
- Identifier ses déclencheurs émotionnels et sensoriels
- Techniques d'ancrage et de recentrage

4. Développer des Stratégies d'Autosoins

- Méthodes de relaxation et méditation
- Écriture thérapeutique et journal de bord
- Créer un espace de refuge pour se ressourcer
- Importance des routines et des pauses

5. Communication et Relations pour Hypersensibles

- Apprendre à poser des limites saines
- Techniques de communication bienveillante
- Développer la résilience face aux critiques et aux conflits
- Prendre soin de soi dans les relations proches

6. Gérer l'Empathie et Éviter la Surstimulation Émotionnelle

- Comprendre et gérer l'empathie
- Pratiques pour limiter l'absorption des émotions des autres
- Exemples de visualisation et de protection émotionnelle

7. **Favoriser un Mode de Vie Apaisant**

    - Importance d'un environnement calme et harmonieux
    - Bienfaits de la nature et des promenades
    - Activités créatives comme exutoire émotionnel
    - Alimentation et impact sur les émotions

8. **Le TDAH et l'Hypersensibilité**

    - Points communs et différences
    - Techniques d'organisation adaptées aux hypersensibles
    - Routine et flexibilité pour éviter la surcharge

9. **Vers une Estime de Soi Renforcée**

    - Travailler sur la confiance en soi
    - Reconnaitre et valoriser ses forces
    - Cultiver la bienveillance envers soi-même

10. **Conclusion et Perspectives**

    - Résumé des outils et techniques
    - Encouragement à embrasser son hypersensibilité
    - Suggestions de ressources pour aller plus loin (livres, podcasts, etc.)

Chapitre 1 : Introduction à l'Hypersensibilité

1.1 Définition et Types d'Hypersensibilité

L'hypersensibilité est une sensibilité accrue aux stimuli externes et internes, qu'ils soient émotionnels ou sensoriels. Elle peut se manifester de différentes manières, touchant aussi bien les réactions aux sons, aux lumières et aux textures, que les émotions. Les personnes hypersensibles sont souvent dotées d'une grande empathie, d'une réactivité émotionnelle élevée et d'une capacité à percevoir des nuances subtiles dans leur environnement et leurs relations.

On distingue généralement deux types principaux d'hypersensibilité :

- **Hypersensibilité sensorielle** : touche les réactions aux stimuli physiques, comme le bruit, la lumière, les textures, les odeurs ou les foules. Les personnes hypersensibles peuvent se sentir submergées dans des environnements très stimulants.
- **Hypersensibilité émotionnelle** : concerne la sensibilité aux émotions, tant les leurs que celles des autres. Ces personnes ressentent les émotions avec une intensité plus forte et peuvent être profondément affectées par les interactions humaines et les situations émotionnelles.

L'hypersensibilité, bien qu'elle puisse représenter un défi dans un monde souvent peu adapté à cette sensibilité accrue, est également un don. Elle permet de percevoir des aspects de la vie que d'autres ignorent, ajoutant profondeur et sensibilité aux relations humaines, à la créativité, et aux expériences personnelles.

1.2 Origines et Bases Scientifiques de l'Hypersensibilité

Les recherches montrent que l'hypersensibilité a souvent des bases neurobiologiques. Le système nerveux des personnes hypersensibles tend à réagir plus intensément aux stimuli, amplifiant ainsi les sensations et les émotions. Cette différence n'est pas un "défaut", mais plutôt une variation naturelle dans le fonctionnement du cerveau.

Les neurosciences suggèrent que certaines parties du cerveau, comme l'amygdale et le cortex préfrontal, jouent un rôle clé dans cette sensibilité. L'amygdale, responsable de la gestion des émotions, est souvent plus réactive chez les hypersensibles, ce qui explique pourquoi les émotions peuvent être si intenses et persistantes. En parallèle, le cortex préfrontal, qui aide à réguler les émotions, est également très sollicité chez ces personnes, ce qui peut entraîner une certaine fatigue émotionnelle.

D'un point de vue évolutif, l'hypersensibilité pourrait être une forme d'adaptation qui confère une vigilance accrue et une capacité à percevoir des menaces potentielles, ce qui était sans doute utile dans des contextes de survie.

1.3 Pourquoi ce Guide ?

Ce guide a été conçu pour t'accompagner dans la compréhension et la gestion de ton hypersensibilité. Il ne s'agit pas de "changer" ou de "diminuer" cette sensibilité, mais d'apprendre à vivre avec elle de manière épanouissante. Au fil des chapitres, tu découvriras des outils pratiques et des techniques pour mieux comprendre ta sensibilité, la gérer au quotidien, et en faire une force dans ta vie.

L'hypersensibilité n'est pas une faiblesse ; elle est une invitation à explorer le monde avec un regard unique, plus subtil, plus nuancé. Ce guide t'invite à te réapproprier cette partie de toi et à trouver des façons de l'intégrer dans ta vie pour vivre plus sereinement et pleinement.

Chapitre 2 : Comprendre son Hypersensibilité

2.1 Les Traits et Caractéristiques des Hypersensibles

L'hypersensibilité est un trait de personnalité qui implique une réactivité élevée aux stimuli externes et internes, qu'ils soient émotionnels ou sensoriels. Les personnes hypersensibles ressentent souvent le monde de manière plus intense, et cela se manifeste dans divers aspects de leur vie quotidienne. Voici quelques traits communs chez les personnes hypersensibles :

- **Empathie accrue** : Les hypersensibles ressentent facilement les émotions des autres, ce qui peut les amener à se soucier profondément du bien-être de leurs proches.
- **Réactivité émotionnelle** : Une hypersensibilité aux émotions signifie que les hypersensibles vivent chaque émotion avec intensité, qu'elle soit positive ou négative.
- **Surcharge sensorielle** : Certains stimuli, comme le bruit, la lumière, les odeurs, ou la foule, peuvent facilement devenir accablants.
- **Attention aux détails** : Les hypersensibles sont souvent très observateurs et perçoivent des nuances que d'autres peuvent ne pas remarquer.
- **Besoin de temps de récupération** : Après des expériences émotionnelles ou sensorielles intenses, ils peuvent avoir besoin de se retirer pour se ressourcer.

2.2 Hypersensibilité Émotionnelle vs. Hypersensibilité Sensorielle

Bien que l'hypersensibilité se manifeste de manière unique chez chaque individu, elle est souvent divisée en deux types principaux :

1. **Hypersensibilité Émotionnelle**
   Ce type d'hypersensibilité concerne principalement les émotions. Les personnes hypersensibles émotionnellement :
   - Ressentent leurs propres émotions et celles des autres de manière très vive.
   - Sont souvent réactives aux critiques, aux conflits, et aux remarques négatives.
   - Ont tendance à absorber les émotions des personnes autour d'elles, ce qui peut entraîner de l'épuisement ou du stress émotionnel.
   - Sont généralement très empathiques, et leur capacité à comprendre et ressentir les émotions des autres peut être une grande force dans les relations humaines.

2. **Hypersensibilité Sensorielle**
   Ce type d'hypersensibilité touche principalement les réactions aux stimuli physiques :

   - Les hypersensibles sensoriels sont souvent affectés par des stimuli comme le bruit, la lumière, les odeurs ou les textures.
   - Ils peuvent se sentir rapidement submergés dans des environnements intenses ou chaotiques (comme une foule ou un centre commercial).

- Les changements de température, les vêtements inconfortables ou les sensations physiques (comme certaines textures) peuvent également être source de gêne.
- Cette sensibilité pousse souvent les hypersensibles à chercher des environnements calmes et apaisants pour éviter la surcharge sensorielle.

2.3 Profil des Hypersensibles : Forces et Défis

L'hypersensibilité apporte avec elle des forces uniques mais aussi des défis à surmonter. Voici un aperçu de ces deux dimensions :

Les Forces des Hypersensibles

- **Grande capacité d'empathie** : La sensibilité aux émotions permet de créer des liens profonds avec les autres, de mieux comprendre leurs besoins et de fournir un soutien bienveillant.

- **Créativité et intuition** : Les hypersensibles sont souvent créatifs et intuitifs, car leur perception accrue les aide à explorer des idées nouvelles et originales.

- **Attention aux détails** : Le souci du détail et l'observation minutieuse peuvent être des atouts, surtout dans des domaines où la précision et la minutie sont essentielles.
- **Sens de la justice** : Les hypersensibles ressentent souvent un profond désir d'équité et peuvent être de fervents défenseurs de la justice sociale.

- **Capacité de réflexion profonde** : Les hypersensibles ont souvent une vie intérieure riche et une capacité de réflexion profonde, ce qui les amène à explorer des questions existentielles ou philosophiques.

Les Défis des Hypersensibles

- **Surcharge émotionnelle** : La tendance à ressentir intensément les émotions peut mener à l'épuisement ou au stress, surtout si l'on absorbe aussi les émotions des autres.

- **Difficulté à poser des limites** : Avec leur empathie élevée, les hypersensibles peuvent éprouver des difficultés à dire non ou à poser des limites pour se protéger.

- **Surcharge sensorielle** : Les environnements stimulants peuvent devenir accablants, rendant la vie quotidienne difficile dans des situations bruyantes ou chaotiques.

- **Réactivité aux critiques** : Les hypersensibles peuvent être facilement blessés par des critiques ou des remarques négatives, ce qui peut affecter leur confiance en eux.

- **Besoin de solitude pour se ressourcer** : Après des expériences intenses, les hypersensibles ont besoin de se retirer pour retrouver leur calme. Cela peut parfois être mal compris par leur entourage.

2.4 Lien entre Hypersensibilité et Haute Empathie

La haute empathie est l'une des caractéristiques les plus courantes chez les hypersensibles. Cette connexion émotionnelle puissante leur permet de se mettre à la place des autres, de ressentir ce qu'ils ressentent et de comprendre leurs besoins. Cependant, cette empathie élevée présente aussi des défis. Par exemple :

- **Absorption des émotions des autres** : Les hypersensibles peuvent parfois absorber les émotions des autres au point d'éprouver de l'anxiété ou de la tristesse sans raison apparente.

- **Difficulté à séparer leurs émotions de celles des autres** : Ils peuvent confondre leurs propres émotions avec celles des personnes qui les entourent, ce qui peut entraîner de la confusion émotionnelle.

- **Tendance à vouloir "sauver" ou aider les autres** : L'empathie intense pousse les hypersensibles à s'occuper des autres, parfois au détriment de leur propre bien-être.

Pour tirer parti de cette empathie tout en se protégeant, il est essentiel d'apprendre à poser des limites saines (voir Chapitre 6) et à pratiquer des exercices de déconnexion émotionnelle (voir Chapitre 7).

2.5 Accepter et Intégrer son Hypersensibilité

Accepter son hypersensibilité est une étape cruciale pour vivre en harmonie avec elle. Il s'agit de reconnaître cette sensibilité non pas comme une faiblesse, mais comme une particularité qui fait de vous une personne unique. Voici quelques pratiques pour commencer ce processus d'acceptation :

1. **Changer de perspective**
   Au lieu de considérer l'hypersensibilité comme un fardeau, voyez-la comme une source de richesse. Cette sensibilité vous offre une perception plus nuancée du monde, une compréhension plus profonde des émotions humaines, et une capacité à apprécier les détails.

2. **Accepter les moments de vulnérabilité**
   Être hypersensible signifie parfois se sentir vulnérable face à ses émotions. Cette vulnérabilité peut être une force : elle vous rend authentique et vous permet de créer des connexions sincères avec les autres. Ne refoulez pas ces émotions, mais apprenez à les accueillir comme une partie de votre expérience.

3. **Chercher des environnements et relations positives**
   Étant donné que les hypersensibles réagissent fortement à leur environnement, il est essentiel de s'entourer d'un cadre positif et bienveillant. Cela inclut des amis et des collègues compréhensifs, ainsi que des espaces calmes où vous pouvez vous ressourcer.

4. **Prendre le temps de se connaître**
   En explorant et en comprenant votre hypersensibilité, vous pourrez développer des stratégies pour mieux gérer votre quotidien. Cela passe par une introspection régulière, comme le journal de sensibilité (voir Chapitre 4), et l'identification de vos déclencheurs spécifiques.

Conclusion du Chapitre

Comprendre son hypersensibilité est une étape fondamentale pour vivre en harmonie avec elle. En identifiant vos traits, en distinguant la sensibilité émotionnelle de la sensibilité sensorielle, et en reconnaissant vos forces et défis, vous pouvez apprendre à voir votre sensibilité comme une force plutôt qu'un obstacle. L'hypersensibilité n'est pas un défaut ; elle est une capacité unique qui, bien comprise et bien gérée, peut enrichir profondément votre vie.

Chapitre 3 : Les Défis de l'Hypersensibilité au Quotidien

L'hypersensibilité peut rendre le quotidien particulièrement éprouvant. Les hypersensibles doivent faire face à des défis uniques dans leurs interactions sociales, leur environnement de travail, et même dans des tâches simples de la vie courante. Dans ce chapitre, nous explorerons les difficultés spécifiques auxquelles les hypersensibles sont confrontés, ainsi que des conseils pratiques pour atténuer ces sources de stress.

3.1 Relations et Hypersensibilité : Amitié, Amour et Famille

Les relations humaines sont une source de bonheur, mais pour les hypersensibles, elles peuvent aussi être une source de tension et de fatigue. La sensibilité émotionnelle accrue des hypersensibles leur permet de percevoir des nuances subtiles dans les interactions, mais cette même sensibilité peut aussi les exposer à des sentiments d'épuisement, de surcharge ou d'incompréhension.

1. **Les Défis dans les Relations**

   - **Réactivité aux émotions des autres** : Les hypersensibles captent facilement les émotions des autres, ce qui peut parfois les submerger ou leur faire absorber involontairement le stress, la tristesse ou l'anxiété d'autrui.
   - **Tendance à vouloir plaire** : La peur de décevoir ou de blesser les autres est courante chez les hypersensibles.

Cela peut mener à des situations où ils priorisent les besoins des autres au détriment de leur propre bien-être.
- **Gestion des conflits** : Les conflits, même mineurs, sont particulièrement difficiles pour les hypersensibles. La critique ou les disputes peuvent laisser une impression durable et provoquer du stress ou de la rumination.

2. Stratégies pour Gérer les Relations

- **Apprendre à poser des limites** : Définir des limites claires est essentiel pour se protéger émotionnellement. Cela peut être aussi simple que de dire "non" lorsque quelque chose vous semble trop ou de prendre du temps seul après des interactions intenses.

- **Se réserver des moments de solitude** : Prendre le temps de se ressourcer seul peut être crucial pour éviter la surcharge émotionnelle. Cela peut inclure des moments de méditation, de lecture ou de promenade dans la nature.

- **Exprimer ses besoins** : L'hypersensibilité peut être difficile à comprendre pour les autres, alors n'hésitez pas à partager ce que vous ressentez. Expliquer calmement que vous avez besoin de temps pour traiter les émotions ou que certains environnements vous fatiguent peut améliorer la compréhension et l'harmonie dans vos relations.

3.2 Hypersensibilité au Travail et dans les Études

L'environnement de travail et les études peuvent représenter des défis majeurs pour les hypersensibles, qui peuvent être rapidement accablés par les bruits de fond, la pression et les relations professionnelles.

1. **Les Défis dans l'Environnement Professionnel**

   - **Surcharge sensorielle** : Les open spaces, les réunions bruyantes et les environnements lumineux peuvent facilement devenir accablants.

   - **Précision et perfectionnisme** : Les hypersensibles ont souvent un grand souci du détail, ce qui peut se transformer en perfectionnisme et en peur de l'échec.
   - **Épuisement émotionnel** : Les exigences émotionnelles des relations professionnelles (clients, collègues, managers) peuvent générer de l'anxiété ou du stress chronique.

2. **Stratégies pour Gérer les Défis au Travail**

   - **Créer un espace de travail adapté** : Si possible, personnalisez votre environnement pour le rendre plus confortable. Cela peut inclure l'utilisation de bouchons d'oreilles, de lampes douces, ou la création d'un espace calme où vous pouvez vous retirer en cas de surcharge.

- **Prendre des pauses fréquentes** : Des pauses régulières pour respirer, marcher ou faire une brève méditation peuvent être utiles pour recentrer votre énergie.

- **Définir des limites avec les collègues et les clients** : Si vous travaillez dans un environnement où vous êtes sollicité en permanence, apprenez à dire clairement quand vous êtes disponible et quand vous avez besoin de vous concentrer seul.

3.3 Gérer les Stimuli Sensoriels

Les hypersensibles sont particulièrement vulnérables aux stimuli sensoriels, comme les bruits forts, les lumières vives ou les textures désagréables. Dans un monde où ces stimuli sont omniprésents, apprendre à les gérer est essentiel pour préserver son bien-être.

1. **Les Sources de Surcharge Sensorielle**

    - **Bruits** : Les bruits forts, imprévisibles ou constants peuvent rapidement devenir intolérables.

    - **Lumières vives ou changeantes** : Les hypersensibles peuvent se sentir agressés par les lumières fortes, fluorescentes, ou clignotantes.

- **Textures et sensations physiques** : Certains vêtements, tissus ou environnements peuvent être inconfortables au toucher.

2. Stratégies pour Réduire la Surcharge Sensorielle

- **Utiliser des accessoires protecteurs** : Les bouchons d'oreilles, les écouteurs avec réduction de bruit, et des lunettes de soleil peuvent aider à réduire les stimuli sensoriels.

- **Choisir des vêtements confortables** : Évitez les matériaux inconfortables et privilégiez des vêtements doux, adaptés aux peaux sensibles.
- **Prévoir des sorties et des espaces calmes** : Si vous savez que vous serez dans un environnement très stimulant, préparez-vous mentalement et trouvez un endroit où vous pourrez vous retirer si besoin.

3.4 La Charge Émotionnelle et la Fatigue Mentale

La charge émotionnelle est un défi majeur pour les hypersensibles. Ils vivent leurs propres émotions intensément, mais aussi celles des autres, ce qui peut rapidement entraîner de la fatigue mentale.

1. **Les Facteurs Contribuant à la Fatigue Émotionnelle**

   - **Absorption des émotions des autres** : L'empathie est une qualité précieuse, mais elle peut être épuisante lorsqu'on absorbe les émotions d'autrui en continu.

   - **Sur-analyses et ruminations** : La tendance à analyser chaque interaction et à se remémorer des événements émotionnellement chargés peut ajouter au stress et à l'épuisement.

   - **Conflits et tensions** : Les situations conflictuelles, même mineures, peuvent laisser une impression durable et provoquer du stress.

2. **Stratégies pour Gérer la Fatigue Émotionnelle**

   - **Pratiquer des exercices de déconnexion émotionnelle** : Il existe des techniques de visualisation qui aident à se couper des émotions absorbées pour mieux se protéger. Visualisez, par exemple, une barrière ou un écran qui vous aide à séparer vos émotions de celles des autres.

- **Faire de la méditation ou de la relaxation** : La méditation régulière peut être bénéfique pour se recentrer et se ressourcer.

- **Trouver des activités d'expression** : La pratique de l'art, de l'écriture, ou de tout autre moyen d'expression peut servir d'exutoire pour libérer les émotions accumulées.

3.5 S'Adapter au Monde Tout en Honorant sa Sensibilité

Vivre avec l'hypersensibilité dans un monde rapide et souvent bruyant est un défi, mais il est possible de s'adapter sans sacrifier sa nature. Voici quelques conseils pour équilibrer votre hypersensibilité avec les attentes du monde extérieur :

- **Pratiquer l'autocompassion** : Rappelez-vous que votre sensibilité est une force et un don. Acceptez vos limites sans culpabilité, et traitez-vous avec bienveillance.

- **Établir des rituels de bien-être** : Des routines de bien-être simples, comme prendre le temps de respirer le matin, de pratiquer des activités douces ou de s'accorder des moments de tranquillité, peuvent grandement aider à gérer les défis de l'hypersensibilité.

- **S'entourer de personnes bienveillantes** : Choisissez des relations qui vous nourrissent plutôt que celles qui vous épuisent. Entourez-vous de personnes qui comprennent et respectent votre sensibilité.

Conclusion du Chapitre

Les défis de l'hypersensibilité au quotidien sont nombreux, mais ils peuvent être gérés avec des stratégies adaptées. En reconnaissant les situations et environnements qui vous affectent le plus, et en mettant en place des moyens concrets pour y faire face, vous pouvez transformer votre hypersensibilité en une source de force. Accepter ces défis et les aborder avec bienveillance est une façon de vous respecter, tout en vous permettant de vivre plus sereinement dans un monde souvent intense.

Chapitre 4 : Se Connaître pour Mieux Vivre avec son Hypersensibilité

Pour une personne hypersensible, comprendre et accepter sa sensibilité est une étape clé vers l'épanouissement. Ce chapitre explore des exercices pratiques et des réflexions pour mieux se connaître, identifier les déclencheurs de son hypersensibilité, et développer des techniques d'ancrage pour gérer cette sensibilité au quotidien.

4.1 Pourquoi Se Connaître est Essentiel pour un Hypersensible

Les hypersensibles ressentent souvent une intensité émotionnelle et sensorielle plus élevée. Cette sensibilité exacerbée aux stimuli peut rendre la vie quotidienne difficile si elle n'est pas bien comprise. En apprenant à identifier et à comprendre les déclencheurs spécifiques, il devient plus facile d'éviter la surcharge sensorielle et de se préparer mentalement à affronter certaines situations.

Cette introspection permet de transformer la sensibilité en une force plutôt qu'en une source de détresse. Elle donne également les outils pour mieux communiquer avec les autres sur ses besoins, poser des limites saines, et trouver des solutions adaptées pour éviter l'épuisement émotionnel.

4.2 Exercices de Connaissance de Soi

Pour approfondir cette connaissance de soi, voici quelques exercices :

1. **Le Journal de Sensibilité**

    Tenez un journal dédié à votre sensibilité. Chaque jour, notez les moments où vous avez ressenti une intensité émotionnelle ou sensorielle. Indiquez :
    - Ce que vous faisiez.
    - Le lieu où vous étiez.
    - Les personnes présentes.
    - Ce que vous ressentiez physiquement et émotionnellement.
2. Ce journal vous aidera à identifier des schémas et des déclencheurs récurrents. Par exemple, vous pourriez remarquer que certains environnements ou situations augmentent votre sensibilité.

3. **La Liste des Déclencheurs**
    Une fois que vous avez une meilleure idée des situations qui déclenchent vos réactions intenses, faites une liste de ces déclencheurs. Classez-les par catégories (sonores, émotionnels, visuels, physiques, etc.). Cette liste peut inclure des éléments comme :
    - Les bruits forts.
    - Les interactions sociales intenses.
    - Les environnements lumineux ou encombrés.

4. Classez également ces déclencheurs par intensité (faible, moyen, fort) pour identifier ceux qui nécessitent une gestion plus immédiate.

5. **Exercice de Visualisation**
   Prenez quelques minutes pour visualiser un endroit où vous vous sentez complètement en sécurité et en paix. Imaginez cet espace de façon détaillée : les couleurs, les sons, les textures, les odeurs. Cet exercice de visualisation est particulièrement utile dans les moments de surcharge émotionnelle ou sensorielle, car il peut vous aider à vous recentrer et à retrouver votre calme.

4.3 Identifier ses Déclencheurs Émotionnels et Sensoriels

La sensibilité se manifeste souvent différemment pour chaque personne. Une étape importante consiste à identifier les déclencheurs spécifiques qui vous affectent :

1. **Déclencheurs Émotionnels**
   Les hypersensibles peuvent être particulièrement vulnérables aux critiques, aux conflits et aux émotions des autres. Pour identifier vos déclencheurs émotionnels, posez-vous les questions suivantes :

   - Quelles situations ou personnes vous épuisent émotionnellement ?

- Y a-t-il des émotions spécifiques, comme la colère ou la tristesse, qui vous affectent plus profondément ?
- Comment réagissez-vous aux moments de stress ou de tension dans les relations ?

2. En identifiant ces déclencheurs, vous pouvez commencer à poser des limites et à pratiquer des techniques de gestion des émotions (voir le Chapitre 5 pour des stratégies concrètes).

3. **Déclencheurs Sensoriels**
Les environnements bruyants, les lumières vives, les textures ou odeurs fortes peuvent sur-stimuler une personne hypersensible. Notez les déclencheurs sensoriels spécifiques que vous avez identifiés dans votre journal de sensibilité et essayez de :

- Réduire l'exposition à ces stimuli autant que possible.
- Utiliser des accessoires calmants, comme des bouchons d'oreilles ou des lunettes de soleil.
- Créer des espaces de repos où vous pouvez vous retirer en cas de besoin.

4.4 Techniques d'Ancrage et de Récupération

Les techniques d'ancrage permettent de se recentrer rapidement, de calmer l'esprit et de revenir à un état de bien-être. Voici quelques techniques d'ancrage efficaces pour les hypersensibles :

1. **La Respiration Consciente**
   La respiration consciente est l'une des méthodes les plus simples pour se recentrer. Elle consiste à prendre une inspiration profonde par le nez, à retenir sa respiration quelques secondes, puis à expirer lentement par la bouche. Répétez cet exercice plusieurs fois, en vous concentrant sur chaque souffle. Cette technique aide à calmer le système nerveux et à réduire l'intensité des réactions émotionnelles ou physiques.

2. **L'Ancrage Physique**
   Cette technique consiste à utiliser des sensations physiques pour ramener l'esprit au moment présent. Par exemple, appuyez vos pieds fermement contre le sol, sentez la pression de votre corps sur une chaise, ou touchez un objet texturé. En focalisant votre attention sur ces sensations, vous pouvez interrompre un moment de surcharge émotionnelle et revenir à un état de calme.

3. **La Méditation de Pleine Conscience**
   La pleine conscience consiste à observer ses pensées et émotions sans les juger, en restant simplement présent. Cet exercice aide à se détacher de l'intensité émotionnelle et à observer ses sensations de manière objective. En vous entraînant à pratiquer la pleine conscience régulièrement, vous pourrez mieux gérer les moments de surcharge.

4. **L'Espace de Refuge Intérieur**
   Créez mentalement un "espace de refuge" dans lequel vous pouvez vous retirer lors de moments de surcharge. Imaginez cet endroit comme un lieu personnel, serein et sécurisant. Visualisez tous les détails : les couleurs, les sons, les textures. En intégrant cette visualisation dans votre quotidien, cet espace deviendra un moyen rapide de retrouver calme et équilibre.

4.5 Transformer sa Sensibilité en Force

Se connaître, c'est aussi apprendre à voir son hypersensibilité comme une force unique. Voici quelques pistes pour transformer cette sensibilité en atout :

- **Embrasser l'empathie comme un talent** : L'hypersensibilité est souvent liée à une grande capacité d'empathie. En apprenant à gérer cette empathie, vous pouvez vous en servir pour apporter du soutien aux autres, pour écouter et aider de manière équilibrée.

- **Développer la créativité** : La sensibilité aux émotions et aux sensations favorise souvent la créativité. Que ce soit par l'art, la musique, l'écriture ou tout autre moyen, la créativité peut être une puissante voie d'expression et d'apaisement.

- **Cultiver une connexion profonde avec la nature** : Les personnes hypersensibles sont souvent très réceptives aux bienfaits de la nature. Les promenades en forêt, l'observation de paysages apaisants, ou simplement le fait de passer du temps à l'extérieur peut vous permettre de recharger vos batteries.

4.6 Accepter sa Sensibilité : Un Acte de Bienveillance envers Soi-même

Enfin, accepter sa sensibilité, c'est choisir de vivre pleinement sans essayer de se conformer aux attentes des autres ou à un idéal qui ne nous correspond pas. Cela implique de :

- Prendre soin de soi avec des pratiques régulières d'autosoins.
- S'entourer de personnes compréhensives et bienveillantes.
- Reconnaître la valeur de sa sensibilité dans le monde.

Accepter sa sensibilité, c'est se donner la permission d'être authentique et de reconnaître que cette sensibilité est une partie précieuse de ce que l'on est. Il s'agit de s'autoriser à ressentir pleinement tout en développant des moyens de vivre harmonieusement avec cette sensibilité.

Chapitre 5 : Développer des Stratégies d'Autosoins

L'autosoin est essentiel pour les personnes hypersensibles, car il permet de se ressourcer, de calmer le mental et d'alléger les effets de la surcharge émotionnelle et sensorielle. Ce chapitre explore différentes méthodes d'autosoins pour mieux gérer son hypersensibilité, avec des pratiques telles que la relaxation, l'écriture, la création d'un espace de refuge, et l'importance d'une routine de bien-être.

5.1 L'Importance de l'Autosoin pour les Hypersensibles

L'hypersensibilité peut être une source de richesse intérieure, mais elle demande une attention particulière au quotidien. En s'accordant du temps pour prendre soin de soi, on crée un espace où l'on peut se recentrer et apaiser les émotions. Les pratiques d'autosoins sont un moyen d'ancrage et de rééquilibrage face aux défis que la sensibilité accrue impose.

Les autos-soins permettent également :

- **De réduire le stress et l'anxiété** en prenant du recul.
- **De restaurer l'énergie** après des interactions sociales ou des environnements stimulants.
- **De renforcer la connexion avec soi-même** et ses émotions, sans les laisser envahir toute la journée.

5.2 Méthodes de Relaxation et Méditation

Les exercices de relaxation et de méditation aident à apaiser l'esprit, à détendre le corps, et à retrouver un état de sérénité. Voici quelques méthodes particulièrement bénéfiques pour les hypersensibles :

1. **La Respiration Consciente**
   La respiration consciente est un exercice simple qui aide à calmer rapidement le mental. Voici comment le pratiquer :
   - Trouvez un endroit calme, fermez les yeux et concentrez-vous sur votre respiration.
   - Inspirez profondément par le nez, retenez votre souffle quelques secondes, puis expirez lentement par la bouche.
   - Concentrez-vous uniquement sur le mouvement de l'air dans votre corps et répétez cet exercice pendant 5 à 10 minutes.

2. Cette pratique peut être réalisée à tout moment de la journée, en particulier lors de moments de stress ou de surcharge.

3. **La Méditation Guidée**
   Les méditations guidées sont particulièrement bénéfiques pour les hypersensibles, car elles permettent de se recentrer et de laisser de côté les pensées stressantes. Des applications comme Insight Timer ou YouTube proposent des méditations guidées pour la relaxation, l'ancrage, et la gestion des émotions.

4. **Le Scan Corporel**
   Le scan corporel est un exercice de méditation qui aide à

relâcher les tensions dans le corps. En vous allongeant ou en vous asseyant confortablement, concentrez-vous sur chaque partie de votre corps, des pieds à la tête, en relâchant progressivement chaque zone. Cet exercice permet d'évacuer les tensions accumulées et de retrouver une sensation de calme.

5.3 *Écriture Thérapeutique et Journal de Bord*

L'écriture est un excellent moyen de libérer ses pensées et ses émotions. Les hypersensibles, qui ont souvent une vie intérieure riche, peuvent utiliser l'écriture pour mieux comprendre et exprimer ce qu'ils ressentent.

1. **Le Journal de Sensibilité**
   Ce journal consiste à noter vos émotions et sensations chaque jour, en indiquant les situations qui ont déclenché une réaction émotionnelle forte. Cela permet de prendre conscience des situations qui vous affectent, et de trouver des solutions pour mieux les gérer.
2. **Les Lettres de Libération**
   Si vous ressentez des émotions intenses, essayez d'écrire une lettre de libération, que vous n'envoyez pas. Adressez cette lettre à une personne ou une situation qui vous pèse, et exprimez vos ressentis sans retenue. Cet exercice peut soulager l'esprit en permettant d'extérioriser des pensées parfois lourdes.
3. **Les Phrases Positives**
   Notez dans un cahier des phrases positives et encourageantes,

que vous pouvez lire lorsque vous vous sentez submergé. Cette pratique permet de reprogrammer votre mental en renforçant des pensées bienveillantes et motivantes.

5.4 Créer un Espace de Refuge pour Se Ressourcer

Avoir un lieu de refuge – qu'il soit physique ou imaginaire – est précieux pour les hypersensibles. C'est un espace où l'on se sent en sécurité, libre de toute stimulation, et où l'on peut se détendre pleinement.

1. **L'Espace Physique**
   Créez chez vous un coin ou une pièce que vous pouvez utiliser pour vous isoler et vous détendre. Remplissez cet espace d'éléments apaisants : coussins, couvertures douces, plantes, lumières tamisées. Utilisez-le pour lire, méditer, ou simplement vous reposer.

2. **L'Espace Imaginaire**
   Un refuge imaginaire est un lieu que vous visualisez mentalement et où vous pouvez vous rendre lorsque vous avez besoin de calme. Imaginez un paysage paisible, un endroit qui vous apaise, comme une forêt, un lac, ou une plage. Ce refuge mental peut devenir une source de réconfort instantané lorsque vous êtes dans des situations stressantes.

5.5 L'Importance des Routines et des Pauses

Les routines aident les hypersensibles à structurer leurs journées et à éviter les situations de surcharge émotionnelle. En intégrant des pauses régulières et des moments de calme dans votre quotidien, vous pouvez gérer plus facilement les défis.

1. **Établir des Routines de Bien-être**
   Une routine de bien-être peut inclure des moments de méditation le matin, des pauses pour respirer profondément, ou des activités créatives le soir. Ces routines aident à ancrer votre journée et vous permettent de gérer le stress de manière régulière.

2. **Programmer des Pauses dans la Journée**
   Accordez-vous des pauses, même courtes, pour vous recentrer. Utilisez ces moments pour respirer, marcher un peu, ou faire une activité qui vous détend. Cela permet de garder un niveau d'énergie constant et d'éviter l'épuisement en fin de journée.

3. **Écouter ses Besoins et Respecter ses Limites**
   En tant qu'hypersensible, il est essentiel d'écouter les signaux de votre corps et de respecter vos limites. Si vous ressentez de la fatigue ou de la surcharge, ne culpabilisez pas de vous retirer pour prendre soin de vous. Écouter et honorer vos besoins est la clé pour préserver votre bien-être.

5.6 Pratiques Créatives comme Exutoire Émotionnel

Les activités créatives sont un moyen puissant d'expression pour les hypersensibles. La création artistique peut aider à libérer des émotions et à renforcer l'estime de soi. Voici quelques idées de pratiques créatives qui favorisent le bien-être :

1. **La Peinture et le Dessin**
   La peinture ou le dessin permettent de transposer ses émotions en couleurs et en formes. Vous n'avez pas besoin d'être un artiste pour bénéficier de cette pratique ; l'essentiel est de laisser libre cours à votre expression sans chercher un résultat particulier.

2. **La Musique**
   Écouter ou jouer de la musique est un excellent moyen de gérer les émotions. Choisissez des morceaux qui apaisent ou qui expriment ce que vous ressentez. Si vous jouez d'un instrument, utilisez-le pour traduire vos émotions, même si ce n'est qu'en jouant quelques notes simples.

3. **L'Écriture Créative**
   L'écriture poétique, le récit de fiction ou le journal créatif sont des moyens d'explorer votre vie intérieure. Utilisez ces formes d'écriture pour donner forme à vos émotions, vos rêves, ou même vos craintes.

Conclusion du Chapitre

L'autosoin est une pratique essentielle pour les hypersensibles, car il leur permet de se reconnecter à eux-mêmes et de gérer la surcharge émotionnelle et sensorielle. Que ce soit par la méditation, l'écriture, la création d'un espace de refuge, ou des pratiques créatives, il existe une multitude de méthodes pour cultiver un bien-être durable. En développant ces habitudes, vous apprendrez à apprivoiser votre sensibilité et à en faire une source de force intérieure.

Chapitre 6 : Communication et Relations pour les Hypersensibles

Pour les hypersensibles, les relations peuvent être une source de réconfort et d'épanouissement, mais elles peuvent aussi représenter un défi, en raison de leur sensibilité accrue aux émotions et aux comportements des autres. Ce chapitre explore des stratégies pour poser des limites, communiquer de manière bienveillante et protéger son espace émotionnel tout en cultivant des relations harmonieuses.

6.1 Apprendre à Poser des Limites Saines

Les hypersensibles ont tendance à absorber les émotions des autres et à se laisser entraîner par l'énergie de leur entourage, ce qui peut les épuiser émotionnellement. Poser des limites claires est essentiel pour maintenir un équilibre personnel.

1. **Comprendre l'importance des limites**
   Les limites sont un moyen de préserver votre bien-être sans couper les liens avec les autres. Elles permettent de définir ce que vous acceptez et ce qui est inacceptable pour vous, afin de protéger votre espace personnel.

2. **Prendre conscience de ses besoins**
   Identifiez les situations ou les comportements qui vous fatiguent ou vous stressent. En posant des limites autour de ces éléments, vous pouvez préserver votre énergie. Par exemple, si les conversations intenses vous épuisent, limitez leur durée ou établissez des moments pour vous retirer.

3. **Exprimer ses limites avec bienveillance**
   Utilisez des phrases comme "J'ai besoin de temps pour moi" ou "Je préfère aborder ce sujet plus tard". Cela montre que vous respectez votre bien-être tout en étant à l'écoute de l'autre.

6.2 Techniques de Communication Bienveillante

La communication bienveillante est essentielle pour les hypersensibles, car elle permet de s'exprimer clairement tout en respectant les sentiments de chacun. Voici des techniques pour développer une communication douce et respectueuse :

1. **L'écoute active**
   L'écoute active consiste à se concentrer pleinement sur ce que dit l'autre sans chercher à répondre immédiatement. Cette technique favorise l'empathie et permet de mieux comprendre les besoins et émotions des autres, tout en renforçant la connexion émotionnelle.

2. **La communication "je"**
   Exprimez-vous en utilisant des phrases en "je" plutôt qu'en "tu", comme "Je ressens..." ou "J'ai besoin de..." Cela permet de partager votre ressenti sans accuser ou blâmer l'autre, ce qui facilite la compréhension et évite les conflits.

3. **La reformulation**
   Reformulez ce que l'autre a dit pour montrer que vous l'avez compris et pour clarifier les malentendus. Par exemple, dites

"Si j'ai bien compris, tu veux dire que..." Cela renforce la confiance dans la conversation et montre que vous êtes à l'écoute.

4. **La validation des émotions**
   Valider les émotions de l'autre montre que vous respectez son ressenti, même si vous ne partagez pas son point de vue. Par exemple, vous pouvez dire "Je comprends que tu te sentes ainsi" pour montrer votre soutien.

6.3 Développer la Résilience Face aux Critiques et aux Conflits

Pour les hypersensibles, les critiques et les conflits peuvent être particulièrement difficiles à vivre, car ils sont souvent vécus avec une intensité émotionnelle plus grande. Voici des stratégies pour mieux gérer ces situations délicates :

1. **Prendre du recul avant de réagir**
   Lorsque vous recevez une critique, prenez un moment pour respirer profondément avant de répondre. Ce recul vous permet de ne pas réagir de manière impulsive et de traiter la critique de manière constructive.

2. **Différencier critique et attaque personnelle**
   Apprenez à faire la distinction entre une critique constructive, qui vise à améliorer une situation, et une attaque personnelle, qui peut être injustifiée. Essayez de ne pas prendre les critiques personnellement et voyez si elles peuvent vous aider à progresser.

3. **Développer un discours intérieur positif**
   Renforcez votre résilience en pratiquant des affirmations positives. Rappelez-vous que votre valeur ne dépend pas de l'opinion des autres et que vous avez le droit de faire des erreurs. Cultivez la bienveillance envers vous-même pour ne pas vous laisser submerger par les critiques.

6.4 Prendre Soin de Soi dans les Relations Proches

Les relations proches – qu'elles soient amicales, familiales ou amoureuses – sont une source de soutien, mais elles peuvent aussi être épuisantes pour les hypersensibles si elles ne sont pas équilibrées. Voici quelques conseils pour prendre soin de vous tout en cultivant des relations saines :

1. **Préserver un espace personnel**
   Même dans une relation proche, il est essentiel de garder un espace personnel pour se ressourcer. Prenez du temps pour vous-même, même si c'est pour de courtes périodes, afin de maintenir votre équilibre émotionnel.

2. **Partager vos besoins et ressentis**
   Osez communiquer ouvertement avec vos proches sur vos besoins. Expliquez que votre hypersensibilité peut parfois nécessiter des moments de solitude ou des pauses. Les personnes qui vous aiment comprendront et respecteront vos besoins.

3. **Identifier et éviter les relations toxiques**
   Les relations où vous vous sentez constamment épuisé, stressé ou dévalorisé peuvent être toxiques. Soyez attentif aux signes d'une relation déséquilibrée et, si possible, prenez de la distance. Les hypersensibles méritent des relations où ils peuvent s'épanouir sans se sentir oppressés.

4. **S'entourer de personnes bienveillantes**
   Les hypersensibles bénéficient particulièrement des relations basées sur la bienveillance et l'acceptation. Cherchez des personnes qui respectent vos limites, qui sont attentives à vos besoins, et qui vous encouragent à être vous-même.

6.5 Prendre du Temps pour Soi Après des Interactions Intenses

Après des interactions émotionnelles ou des moments de socialisation, les hypersensibles peuvent ressentir le besoin de se recentrer. Voici quelques idées pour vous ressourcer après des interactions intenses :

1. **Pratiquer la déconnexion émotionnelle**
   Pour éviter de rester absorbé par les émotions des autres, visualisez une barrière protectrice autour de vous. Cela vous aidera à vous détacher émotionnellement des autres tout en conservant une attitude bienveillante.

2. **Faire une activité relaxante**
   Après une interaction sociale intense, détendez-vous avec une

activité calme, comme lire un livre, écouter de la musique douce ou prendre un bain. Cela vous aidera à relâcher la tension accumulée.

3. **Méditer pour retrouver son équilibre**
La méditation est une excellente pratique pour se recentrer. Prenez quelques minutes pour respirer profondément et vous reconnecter à vous-même, en laissant partir les émotions absorbées pendant les interactions.

4. **Écrire pour libérer les émotions**
Utilisez votre journal pour exprimer ce que vous avez ressenti durant les interactions. L'écriture aide à libérer les émotions et à traiter les situations de manière saine, sans laisser les ressentiments s'accumuler.

Conclusion du Chapitre

Les hypersensibles peuvent cultiver des relations épanouissantes tout en préservant leur espace émotionnel en adoptant des techniques de communication bienveillante et en posant des limites saines. L'équilibre entre bienveillance envers soi-même et ouverture aux autres est essentiel pour créer des relations harmonieuses et durables. En développant des pratiques d'écoute active, de résilience face aux critiques, et de respect de ses propres besoins, l'hypersensibilité peut devenir une force, non seulement pour soi-même, mais aussi pour enrichir ses relations.

Chapitre 7 : Gérer l'Empathie et Éviter la Surstimulation Émotionnelle

Les hypersensibles possèdent une capacité unique à ressentir intensément les émotions des autres, ce qui en fait des personnes très empathiques. Cependant, cette empathie peut devenir accablante et conduire à la surstimulation émotionnelle si elle n'est pas gérée correctement. Ce chapitre propose des techniques pour préserver son énergie émotionnelle et se protéger des effets parfois envahissants de l'empathie.

7.1 Comprendre l'Empathie et son Impact

L'empathie est la capacité de se mettre à la place des autres, de comprendre leurs émotions et de partager leurs ressentis. Pour les hypersensibles, cette faculté peut être très intense, au point de ressentir les émotions des autres comme si elles leur appartenaient. Ce phénomène d'"absorption émotionnelle" peut entraîner fatigue, stress et confusion émotionnelle.

Les signes de surstimulation émotionnelle incluent :

- La fatigue après des interactions sociales.
- La difficulté à distinguer ses propres émotions de celles des autres.
- La tendance à absorber le stress ou la tristesse des autres.
- Une sensation d'épuisement après avoir écouté quelqu'un exprimer ses difficultés.

7.2 Techniques pour Gérer l'Empathie

Pour éviter que l'empathie ne devienne une source de surcharge, il est important de développer des stratégies permettant de préserver son espace émotionnel. Voici quelques méthodes pour gérer cette empathie accrue :

1. **Pratiquer la Visualisation Protectrice**
   La visualisation est une technique efficace pour établir une "barrière" entre vous et les émotions des autres. Imaginez que vous êtes entouré d'une bulle protectrice ou d'un champ de lumière qui laisse passer les énergies positives mais bloque les émotions négatives. Cette image mentale peut vous aider à conserver votre énergie.

2. **Définir des Limites Émotionnelles**
   Apprenez à reconnaître vos propres limites émotionnelles. Si vous sentez que vous absorbez les émotions d'une autre personne, prenez un moment pour vous recentrer. Vous pouvez, par exemple, vous excuser pour aller respirer quelques minutes à l'écart, ou simplement changer de sujet pour alléger l'ambiance.

3. **Utiliser des Affirmations pour Se Protéger**
   Les affirmations sont un moyen efficace de renforcer votre espace émotionnel. Essayez des phrases comme : "Je ressens mes émotions, pas celles des autres" ou "Je suis en sécurité dans mon espace émotionnel". Répétez ces affirmations chaque jour ou avant une interaction sociale intense pour vous protéger de la surcharge.

4. **Limiter les Interactions en Cas de Fatigue**
   Lorsqu'on est émotionnellement épuisé, il est plus facile de se

laisser submerger par les émotions d'autrui. Accordez-vous des moments de solitude et évitez les situations socialement intenses lorsque vous vous sentez fatigué. Ces pauses permettent de vous ressourcer et de mieux gérer votre empathie par la suite.

7.3 *Pratiques pour Limiter l'Absorption des Émotions des Autres*

Pour les hypersensibles, apprendre à limiter l'absorption des émotions d'autrui est essentiel pour maintenir un équilibre émotionnel. Voici quelques pratiques spécifiques pour y parvenir :

1. **La Pratique du "Scan Émotionnel"**
   Le scan émotionnel consiste à vérifier rapidement vos émotions avant, pendant et après une interaction sociale. Avant de rencontrer quelqu'un, notez vos ressentis. Pendant l'échange, faites une pause intérieure pour évaluer si vous absorbez des émotions. Enfin, après l'interaction, vérifiez si vous ressentez une émotion qui ne vous appartient pas, et essayez de la laisser partir.

2. **La Respiration Ancrée**
   La respiration ancrée aide à rester centré dans son corps et à éviter de se laisser emporter par les émotions de l'autre. Inspirez profondément en sentant vos pieds bien ancrés au sol, puis expirez lentement. Cela vous aide à rester connecté à vous-même.

3. **La Pratique de la Déconnexion Consciente**
   Après une interaction intense, prenez un moment pour vous "déconnecter" des émotions absorbées. Pour cela, asseyez-vous calmement, fermez les yeux et imaginez que vous relâchez ces émotions comme un poids que vous laissez partir. Visualisez-les se dissiper ou retourner à leur source. Cette pratique vous aidera à retrouver un état d'équilibre.
4. **S'entourer d'Objets Ancrants**
   Avoir des objets qui vous ancrent dans le présent, comme un bijou, une pierre ou un bracelet, peut vous rappeler de rester centré sur vos propres émotions. Touchez cet objet lorsque vous sentez que vous commencez à absorber les émotions d'une autre personne, en pensant à ce qui vous rend fort et stable.

7.4 Exemples de Visualisation et de Protection Émotionnelle

Les techniques de visualisation sont particulièrement efficaces pour se protéger contre l'absorption émotionnelle. Voici deux visualisations pour renforcer votre espace émotionnel et éviter la surcharge :

1. **La Bulle Protectrice**
   Imaginez-vous enveloppé dans une bulle douce et lumineuse qui entoure votre corps. Visualisez cette bulle comme une barrière souple et protectrice qui laisse entrer l'énergie positive, mais bloque les émotions négatives. Avant une interaction sociale intense, prenez quelques secondes pour renforcer cette bulle mentale.

2. **La Cascade de Lumière**
Visualisez une cascade de lumière blanche et pure qui coule du haut de votre tête jusqu'à vos pieds, emportant avec elle toutes les émotions ou énergies absorbées. Imaginez que cette lumière vous purifie, et qu'elle laisse derrière elle un sentiment de calme et de légèreté.

7.5 S'entourer de Ressources et d'Environnements Positifs

Pour éviter la surstimulation émotionnelle, il est également important de choisir des environnements et des relations qui vous soutiennent plutôt que de vous épuiser. Voici quelques idées pour préserver votre bien-être émotionnel :

1. **Choisir des Relations Enrichissantes**
Entourez-vous de personnes qui respectent vos besoins émotionnels et comprennent votre sensibilité. Les relations enrichissantes, basées sur la compréhension et l'acceptation, permettent de se ressourcer au lieu de se sentir drainé.

2. **Privilégier les Environnements Calmes et Inspirants**
Les hypersensibles se ressourcent dans des environnements apaisants comme la nature, les bibliothèques ou les espaces artistiques. Privilégiez ces lieux lorsque vous vous sentez sur-stimulé, pour retrouver un équilibre émotionnel.

3. **Utiliser la Créativité comme Exutoire**
Les hypersensibles trouvent souvent un apaisement dans les activités créatives, comme la peinture, l'écriture ou la musique. Ces pratiques permettent d'exprimer ses émotions

sans les refouler ni les absorber. Prenez le temps d'explorer ces activités régulièrement pour gérer les émotions accumulées.

4. **Pratiquer le Repos Actif**
Après des périodes de surcharge émotionnelle, il est essentiel de se ressourcer. Le repos actif, comme les promenades dans la nature ou les exercices de respiration, permet de régénérer son énergie émotionnelle tout en libérant les tensions accumulées.

Conclusion du Chapitre

Gérer l'empathie et éviter la surstimulation émotionnelle est un défi majeur pour les hypersensibles, mais des stratégies existent pour préserver son bien-être. En apprenant à poser des limites émotionnelles, à pratiquer des exercices de déconnexion, et à se protéger à travers la visualisation et les objets ancrants, il est possible de vivre sereinement avec une empathie intense. S'entourer de relations positives et d'environnements apaisants permet également de créer un espace sécurisé pour son hypersensibilité.

Chapitre 8 : Favoriser un Mode de Vie Apaisant

Un mode de vie apaisant est essentiel pour les personnes hypersensibles, car il permet de préserver leur bien-être émotionnel et physique. Ce chapitre aborde des stratégies concrètes pour créer un environnement harmonieux, établir des routines qui soutiennent le calme intérieur, et intégrer des activités apaisantes dans le quotidien.

8.1 Importance d'un Environnement Calme et Harmonieux

Pour les hypersensibles, l'environnement joue un rôle fondamental dans la gestion de la surcharge sensorielle et émotionnelle. Un espace bien aménagé et apaisant peut réduire le stress et offrir un refuge contre les stimuli extérieurs.

1. **Éviter les Surstimulations**
   Réduisez les éléments stimulants dans votre environnement quotidien. Cela peut inclure l'éclairage intense, les couleurs vives, et les bruits de fond. Privilégiez des lumières douces, des couleurs apaisantes comme le bleu et le vert, et essayez de limiter le bruit autour de vous en utilisant des rideaux épais, des tapis, ou même des bouchons d'oreilles pour minimiser les sons indésirables.

2. **Créer un Espace Dédié au Calme**
   Si possible, réservez un espace ou une pièce spécifique à la relaxation, comme un coin lecture ou un espace de méditation. Remplissez cet espace d'éléments apaisants, comme des coussins, des couvertures douces, des plantes, ou des objets

naturels qui favorisent le bien-être et vous aident à vous détendre.

3. **Intégrer des Élément Naturels**
   Les éléments naturels, comme les plantes, les pierres, ou même un aquarium, apportent une atmosphère sereine. La nature a un effet apaisant, et l'intégrer dans votre espace de vie peut aider à créer un environnement équilibré et relaxant.

8.2 Bienfaits de la Nature et des Promenades

Pour les hypersensibles, passer du temps dans la nature est une pratique revitalisante qui peut aider à libérer le stress et à retrouver un sentiment de paix intérieure.

1. **Les Promenades en Plein Air**
   Marcher en plein air, que ce soit dans un parc, en forêt, ou au bord de l'eau, permet de se reconnecter à soi-même. Les paysages naturels, les sons doux de la nature, et l'air frais offrent un cadre apaisant où il est possible de relâcher les tensions.

2. **La Pratique de l'Écoute de la Nature**
   Pendant vos sorties, prenez un moment pour écouter les sons de la nature (le chant des oiseaux, le bruit des feuilles ou de l'eau). Cette écoute attentive vous recentre et vous aide à entrer dans un état de pleine conscience, en relâchant toute surcharge sensorielle.

3. **Les Bienfaits du Jardinage**
   Le jardinage est une activité qui favorise le calme et la concentration. Planter, arroser et entretenir des plantes sont des gestes apaisants qui vous relient à la terre et réduisent l'anxiété. Si vous avez un espace extérieur, le jardinage peut devenir un rituel ressourçant.

8.3 Activités Créatives comme Exutoire Émotionnel

Les activités créatives, en plus d'être apaisantes, permettent aux hypersensibles d'exprimer leurs émotions et de libérer les tensions accumulées.

1. **La Peinture et le Dessin**
   Ces pratiques artistiques permettent d'exprimer ses émotions de manière visuelle et tactile. Les hypersensibles trouvent souvent un grand apaisement dans la peinture ou le dessin, car cela leur permet d'extérioriser leurs ressentis sans avoir besoin de les verbaliser.

2. **L'Écriture et le Journal de Gratitude**
   L'écriture est un moyen d'explorer ses pensées et ses émotions. Tenez un journal de gratitude pour noter trois choses positives chaque jour. Cela aide à recentrer votre esprit sur des aspects agréables de votre journée et peut favoriser un sentiment de calme et de satisfaction.

3. **La Musique et le Chant**
   La musique a un effet thérapeutique puissant. Écouter des morceaux apaisants, jouer d'un instrument ou chanter sont des moyens de libérer les émotions et de se reconnecter à

soi-même. Créez une playlist de chansons qui vous apaisent et que vous pouvez écouter en fin de journée pour vous détendre.

8.4 Alimentation et Impact sur les Émotions

L'alimentation peut influencer l'humeur et les émotions, notamment chez les personnes hypersensibles. Voici quelques conseils pour adopter une alimentation équilibrée et apaisante.

1. **Privilégier les Aliments Sains et Non Transformés**
   Les aliments frais, comme les légumes, les fruits, les céréales complètes et les protéines maigres, favorisent un meilleur équilibre émotionnel. Ils fournissent les nutriments essentiels pour une bonne santé mentale et physique.

2. **Limiter la Caféine et le Sucre**
   La caféine et le sucre peuvent augmenter l'anxiété et l'agitation. Les hypersensibles étant réactifs aux stimulants, il est souvent bénéfique de les limiter pour éviter les pics de stress ou d'énergie nerveuse.

3. **L'Hydratation**
   Boire suffisamment d'eau est essentiel pour le bien-être général et peut également avoir un effet positif sur l'humeur. La déshydratation entraîne souvent de la fatigue et de l'irritabilité, alors n'oubliez pas de vous hydrater tout au long de la journée.

4. **Expérimenter les Tisanes Apaisantes**
   Les tisanes, comme la camomille, la mélisse ou la verveine, possèdent des propriétés apaisantes et favorisent le calme. Elles peuvent être intégrées dans une routine du soir pour vous détendre avant de dormir.

8.5 Créer des Rituels et Routines Apaisantes

Les routines sont particulièrement bénéfiques pour les hypersensibles, car elles offrent une structure apaisante dans laquelle il est possible de se ressourcer. Intégrer des rituels simples et réguliers aide à maintenir un équilibre émotionnel au quotidien.

1. **Routine Matinale Apaisante**
   Commencez votre journée avec un rituel calme, comme une méditation ou une respiration consciente. Prendre quelques minutes pour vous recentrer au réveil vous permettra d'aborder la journée avec plus de sérénité.

2. **Moment de Relaxation en Fin de Journée**
   À la fin de chaque journée, accordez-vous un moment pour relâcher la tension accumulée. Cela peut être un bain relaxant, une séance de méditation, ou simplement un moment de silence pour décompresser.

3. **Rituels de Pleine Conscience**
   Intégrez la pleine conscience dans vos activités quotidiennes, comme préparer un repas, prendre une douche ou marcher. La pleine conscience aide à rester présent et à éviter de se laisser emporter par des pensées stressantes.

4. **Se Couper des Écrans**
   Les écrans et les notifications constantes peuvent accentuer le stress. Fixez-vous des limites, comme éteindre vos appareils une heure avant de dormir, pour favoriser un sommeil réparateur et limiter la surcharge sensorielle.

Conclusion du Chapitre

Favoriser un mode de vie apaisant est une démarche proactive pour les hypersensibles, qui leur permet de cultiver le calme intérieur et de réduire les effets de la surcharge émotionnelle et sensorielle. En créant un environnement harmonieux, en intégrant la nature, en adoptant une alimentation équilibrée et en pratiquant des activités créatives, il est possible de vivre sereinement avec une sensibilité accrue. Les routines et les rituels renforcent également cet équilibre, offrant une structure apaisante dans laquelle chaque hypersensible peut trouver refuge.

Chapitre 9 : Vers une Estime de Soi Renforcée

L'estime de soi est un pilier essentiel pour le bien-être des personnes hypersensibles, qui peuvent être particulièrement affectées par les critiques, les conflits et les attentes des autres. Renforcer son estime de soi permet de mieux naviguer dans le monde, de se protéger des influences négatives et de s'épanouir pleinement. Dans ce chapitre, nous explorerons des techniques pour cultiver la confiance en soi, reconnaître sa valeur et développer une attitude bienveillante envers soi-même.

9.1 Comprendre l'Estime de Soi

L'estime de soi désigne la manière dont une personne se perçoit et s'apprécie. Elle est influencée par l'expérience, les relations, les réussites, mais aussi par les moments de doute. Chez les hypersensibles, cette perception de soi peut être particulièrement fragile, en raison de leur sensibilité accrue aux jugements extérieurs et aux interactions sociales.

Les signes d'une estime de soi faible peuvent inclure :

- **La peur de déplaire** ou d'être jugé.
- **Le doute de sa propre valeur** ou de ses capacités.
- **La tendance à se comparer aux autres,** souvent de manière défavorable.
- **L'auto-critique excessive** face aux erreurs ou aux échecs.

9.2 Travailler sur la Confiance en Soi

Renforcer la confiance en soi est un processus qui se construit progressivement, en apprenant à reconnaître ses qualités et à valoriser ses accomplissements. Voici quelques techniques pour y parvenir :

1. **Identifier ses Forces et ses Qualités**
   Prenez le temps de faire une liste de vos qualités, compétences et réussites. Ces forces peuvent inclure votre empathie, votre sensibilité aux besoins des autres, votre créativité, ou encore votre capacité à écouter. Relire cette liste régulièrement vous aidera à prendre conscience de votre valeur unique.

2. **Célébrer ses Succès**
   Même les petites victoires méritent d'être célébrées. Chaque étape accomplie, chaque décision positive, et chaque effort fait pour avancer est un succès en soi. Célébrez-les, que ce soit en vous offrant un moment agréable ou en tenant un journal des réussites pour noter chaque étape positive.

3. **Se fixer des Objectifs Réalistes**
   Fixez-vous des objectifs atteignables et ajustez-les en fonction de vos capacités. En réalisant ces objectifs progressivement, vous gagnerez en confiance et serez plus motivé à atteindre vos projets futurs.

4. **Adopter un Discours Intérieur Positif**
   Le discours intérieur a un impact direct sur l'estime de soi.

Remplacez les pensées négatives par des affirmations positives, comme : "Je mérite de réussir", "Je suis capable", ou "Ma sensibilité est une force". Adopter un langage bienveillant envers vous-même contribue à renforcer la confiance en soi.

9.3 Reconnaître et Valoriser ses Forces

Les hypersensibles possèdent des qualités uniques qui, bien que parfois perçues comme des faiblesses, constituent en réalité une grande richesse.

1. **La Sensibilité comme Force**
   Votre sensibilité vous rend réceptif aux émotions et aux besoins des autres, ce qui fait de vous un interlocuteur empathique et attentif. Cette capacité à se connecter aux autres est une force dans les relations humaines, les métiers de l'accompagnement, ou les projets créatifs.

2. **La Créativité et l'Intuition**
   Beaucoup d'hypersensibles sont dotés d'une grande créativité et d'une intuition développée, qui leur permettent de voir des détails que d'autres peuvent manquer. Valorisez cette capacité en explorant des activités artistiques ou des projets créatifs.

3. **La Capacité de Réflexion Profonde**
   Les hypersensibles ont souvent une vie intérieure riche et une grande capacité de réflexion. Cette aptitude à analyser et à explorer des idées en profondeur peut être un atout pour comprendre des situations complexes, résoudre des problèmes ou développer une vision unique.

9.4 Cultiver la Bienveillance envers Soi-Même

La bienveillance envers soi-même est un aspect essentiel pour renforcer son estime de soi. Elle consiste à se traiter avec la même compassion que l'on montrerait envers un ami cher.

1. **Apprendre à se Pardonner**
   Les erreurs font partie du processus d'apprentissage. Plutôt que de vous blâmer, prenez le temps de reconnaître ce que vous avez appris de cette expérience et pardonnez-vous. La bienveillance envers soi-même passe par l'acceptation de ses imperfections.

2. **Se Parler avec Douceur**
   Adoptez un langage doux lorsque vous vous parlez, surtout dans les moments de doute ou de stress. Remplacez les pensées critiques par des phrases bienveillantes comme : "Je fais de mon mieux" ou "Je suis sur le bon chemin".

3. **Faire Preuve de Patience**
   Renforcer son estime de soi est un processus qui prend du temps. Soyez patient avec vous-même et acceptez que chaque progrès, même minime, est un pas dans la bonne direction. Accordez-vous le temps nécessaire pour grandir sans vous imposer des attentes irréalistes.

9.5 Pratiques pour Renforcer l'Estime de Soi

Les exercices pratiques suivants vous aideront à renforcer votre estime de soi au quotidien et à cultiver une vision plus positive de vous-même.

1. **Tenir un Journal de Gratitude pour Soi-Même**
   Notez chaque jour trois choses que vous appréciez chez vous ou que vous avez faites de positif. Cette pratique vous aidera à reconnaître vos qualités et vos actions bienveillantes, renforçant ainsi votre estime personnelle.

2. **Les Affirmations Positives**
   Les affirmations peuvent être un outil puissant pour reprogrammer votre mental. Notez des phrases positives qui reflètent votre valeur et répétez-les chaque jour, comme : "Je mérite d'être aimé(e) tel(le) que je suis", "J'ai des qualités uniques", ou "Je suis capable de surmonter les défis".

3. **La Technique du Miroir**
   Chaque jour, regardez-vous dans le miroir et dites-vous quelque chose de positif. Cela peut être une qualité que vous appréciez, un succès récent, ou simplement une phrase d'encouragement. Cet exercice peut sembler difficile au début, mais il est très efficace pour renforcer la confiance en soi.

4. **Visualiser son Moi Idéal**
   Prenez quelques minutes pour visualiser la meilleure version de vous-même : une personne confiante, sereine, et bienveillante envers elle-même. Imaginez comment cette

version de vous agirait dans différentes situations et laissez cette vision vous inspirer dans votre vie quotidienne.

Conclusion du Chapitre

Renforcer son estime de soi est un processus qui nécessite du temps et de la persévérance, mais il est essentiel pour vivre sereinement avec son hypersensibilité. En apprenant à reconnaître vos qualités, à célébrer vos réussites, et à cultiver une attitude bienveillante envers vous-même, vous pouvez transformer votre sensibilité en force. L'estime de soi ne dépend pas des opinions extérieures, mais de la perception que vous avez de votre propre valeur.

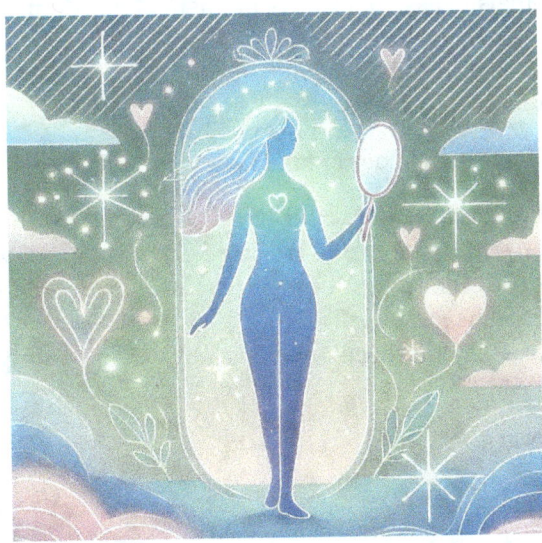

Chapitre 9 : Vers une Estime de Soi Renforcée

L'estime de soi est un pilier essentiel pour le bien-être des personnes hypersensibles, qui peuvent être particulièrement affectées par les critiques, les conflits et les attentes des autres. Renforcer son estime de soi permet de mieux naviguer dans le monde, de se protéger des influences négatives et de s'épanouir pleinement. Dans ce chapitre, nous explorerons des techniques pour cultiver la confiance en soi, reconnaître sa valeur et développer une attitude bienveillante envers soi-même.

9.1 Comprendre l'Estime de Soi

L'estime de soi désigne la manière dont une personne se perçoit et s'apprécie. Elle est influencée par l'expérience, les relations, les réussites, mais aussi par les moments de doute. Chez les hypersensibles, cette perception de soi peut être particulièrement fragile, en raison de leur sensibilité accrue aux jugements extérieurs et aux interactions sociales.

Les signes d'une estime de soi faible peuvent inclure :

- **La peur de déplaire** ou d'être jugé.
- **Le doute de sa propre valeur** ou de ses capacités.
- **La tendance à se comparer aux autres,** souvent de manière défavorable.
- **L'auto-critique excessive** face aux erreurs ou aux échecs.

9.2 Travailler sur la Confiance en Soi

Renforcer la confiance en soi est un processus qui se construit progressivement, en apprenant à reconnaître ses qualités et à valoriser ses accomplissements. Voici quelques techniques pour y parvenir :

1. **Identifier ses Forces et ses Qualités**
   Prenez le temps de faire une liste de vos qualités, compétences et réussites. Ces forces peuvent inclure votre empathie, votre sensibilité aux besoins des autres, votre créativité, ou encore votre capacité à écouter. Relire cette liste régulièrement vous aidera à prendre conscience de votre valeur unique.

2. **Célébrer ses Succès**
   Même les petites victoires méritent d'être célébrées. Chaque étape accomplie, chaque décision positive, et chaque effort fait pour avancer est un succès en soi. Célébrez-les, que ce soit en vous offrant un moment agréable ou en tenant un journal des réussites pour noter chaque étape positive.

3. **Se fixer des Objectifs Réalistes**
   Fixez-vous des objectifs atteignables et ajustez-les en fonction de vos capacités. En réalisant ces objectifs progressivement, vous gagnerez en confiance et serez plus motivé à atteindre vos projets futurs.

4. **Adopter un Discours Intérieur Positif**
   Le discours intérieur a un impact direct sur l'estime de soi. Remplacez les pensées négatives par des affirmations positives, comme : "Je mérite de réussir", "Je suis capable", ou

"Ma sensibilité est une force". Adopter un langage bienveillant envers vous-même contribue à renforcer la confiance en soi.

9.3 Reconnaître et Valoriser ses Forces

Les hypersensibles possèdent des qualités uniques qui, bien que parfois perçues comme des faiblesses, constituent en réalité une grande richesse.

1. **La Sensibilité comme Force**
   Votre sensibilité vous rend réceptif aux émotions et aux besoins des autres, ce qui fait de vous un interlocuteur empathique et attentif. Cette capacité à se connecter aux autres est une force dans les relations humaines, les métiers de l'accompagnement, ou les projets créatifs.

2. **La Créativité et l'Intuition**
   Beaucoup d'hypersensibles sont dotés d'une grande créativité et d'une intuition développée, qui leur permettent de voir des détails que d'autres peuvent manquer. Valorisez cette capacité en explorant des activités artistiques ou des projets créatifs.

3. **La Capacité de Réflexion Profonde**
   Les hypersensibles ont souvent une vie intérieure riche et une grande capacité de réflexion. Cette aptitude à analyser et à explorer des idées en profondeur peut être un atout pour comprendre des situations complexes, résoudre des problèmes ou développer une vision unique.

9.4 Cultiver la Bienveillance envers Soi-Même

La bienveillance envers soi-même est un aspect essentiel pour renforcer son estime de soi. Elle consiste à se traiter avec la même compassion que l'on montrerait envers un ami cher.

1. **Apprendre à se Pardonner**
   Les erreurs font partie du processus d'apprentissage. Plutôt que de vous blâmer, prenez le temps de reconnaître ce que vous avez appris de cette expérience et pardonnez-vous. La bienveillance envers soi-même passe par l'acceptation de ses imperfections.

2. **Se Parler avec Douceur**
   Adoptez un langage doux lorsque vous vous parlez, surtout dans les moments de doute ou de stress. Remplacez les pensées critiques par des phrases bienveillantes comme : "Je fais de mon mieux" ou "Je suis sur le bon chemin".

3. **Faire Preuve de Patience**
   Renforcer son estime de soi est un processus qui prend du temps. Soyez patient avec vous-même et acceptez que chaque progrès, même minime, est un pas dans la bonne direction. Accordez-vous le temps nécessaire pour grandir sans vous imposer des attentes irréalistes.

9.5 Pratiques pour Renforcer l'Estime de Soi

Les exercices pratiques suivants vous aideront à renforcer votre estime de soi au quotidien et à cultiver une vision plus positive de vous-même.

1. **Tenir un Journal de Gratitude pour Soi-Même**
   Notez chaque jour trois choses que vous appréciez chez vous ou que vous avez faites de positif. Cette pratique vous aidera à reconnaître vos qualités et vos actions bienveillantes, renforçant ainsi votre estime personnelle.

2. **Les Affirmations Positives**
   Les affirmations peuvent être un outil puissant pour reprogrammer votre mental. Notez des phrases positives qui reflètent votre valeur et répétez-les chaque jour, comme : "Je mérite d'être aimé(e) tel(le) que je suis", "J'ai des qualités uniques", ou "Je suis capable de surmonter les défis".

3. **La Technique du Miroir**
   Chaque jour, regardez-vous dans le miroir et dites-vous quelque chose de positif. Cela peut être une qualité que vous appréciez, un succès récent, ou simplement une phrase d'encouragement. Cet exercice peut sembler difficile au début, mais il est très efficace pour renforcer la confiance en soi.

4. **Visualiser son Moi Idéal**
   Prenez quelques minutes pour visualiser la meilleure version de vous-même : une personne confiante, sereine, et bienveillante envers elle-même. Imaginez comment cette

version de vous agirait dans différentes situations et laissez cette vision vous inspirer dans votre vie quotidienne.

<u>Conclusion du Chapitre</u>

Renforcer son estime de soi est un processus qui nécessite du temps et de la persévérance, mais il est essentiel pour vivre sereinement avec son hypersensibilité. En apprenant à reconnaître vos qualités, à célébrer vos réussites, et à cultiver une attitude bienveillante envers vous-même, vous pouvez transformer votre sensibilité en force. L'estime de soi ne dépend pas des opinions extérieures, mais de la perception que vous avez de votre propre valeur.

Chapitre 11 : Exercices Pratiques d'Intégration

Maintenant que nous avons exploré les fondements de l'hypersensibilité et les stratégies pour en faire une force, il est temps de passer à l'action. Ce chapitre propose des exercices pratiques d'intégration pour aider les hypersensibles à appliquer concrètement les techniques du guide. En pratiquant régulièrement ces exercices, vous pourrez ancrer de nouvelles habitudes, renforcer votre bien-être et vivre pleinement en harmonie avec votre sensibilité.

11.1 Exercices pour la Connaissance de Soi et l'Autosoin

1. *Journal de Sensibilité Quotidien*

Objectif : Identifier et comprendre ses déclencheurs émotionnels et sensoriels.

- **Matériel** : Un carnet et un stylo.
- **Instructions** : Chaque jour, prenez 5 à 10 minutes pour noter les événements marquants de la journée. Concentrez-vous sur les moments où vous avez ressenti des émotions intenses (positives ou négatives) ou une surcharge sensorielle. Décrivez l'événement, vos émotions, et l'intensité ressentie.
- **Fréquence** : Quotidienne.
- **Bénéfice** : En prenant l'habitude de consigner ces moments, vous identifierez vos déclencheurs principaux et pourrez mieux anticiper les situations qui nécessitent des stratégies de gestion.

2. Routine Matinale de Bien-Être

Objectif : Commencer la journée dans un état de calme et de centration.

- **Matériel** : Une musique douce, un carnet, et un espace tranquille.
- **Instructions** : Réservez 10 à 15 minutes chaque matin pour faire une respiration consciente, une courte méditation, ou écrire vos pensées. Terminez en notant une intention positive pour la journée, par exemple "Aujourd'hui, je me donne le droit de prendre des pauses."
- **Fréquence** : Quotidienne.
- **Bénéfice** : Une routine matinale apaisante aide à gérer le stress et à développer un ancrage quotidien.

11.2 Exercices de Gestion de l'Empathie

3. Visualisation de la Bulle Protectrice

Objectif : Limiter l'absorption des émotions des autres.

- **Instructions** : Avant une interaction sociale intense, prenez quelques instants pour fermer les yeux et imaginer une bulle lumineuse autour de vous. Visualisez-la comme une barrière qui laisse entrer les énergies positives mais bloque les émotions ou énergies négatives.
- **Fréquence** : Avant chaque interaction intense.

- **Bénéfice** : Cette visualisation permet de préserver votre espace émotionnel et de renforcer votre capacité à rester centré.

4. Déconnexion Consciente après une Interaction

Objectif : Se recentrer après avoir absorbé des émotions extérieures.

- **Instructions** : Après une rencontre ou une discussion émotionnellement intense, isolez-vous un instant et prenez quelques respirations profondes. Imaginez que vous relâchez les émotions absorbées, comme si vous les laissiez se dissiper autour de vous.
- **Fréquence** : Après chaque interaction intense.
- **Bénéfice** : Cet exercice permet de se décharger des émotions absorbées et de retrouver un état de calme.

11.3 Exercices pour Renforcer l'Estime de Soi

5. Liste des Qualités et Accomplissements

Objectif : Cultiver un sentiment de fierté et de reconnaissance de soi.

- **Matériel** : Un carnet dédié.
- **Instructions** : Notez chaque semaine trois de vos qualités personnelles et trois accomplissements, même minimes. Relisez cette liste en période de doute pour renforcer votre estime de soi.
- **Fréquence** : Hebdomadaire.
- **Bénéfice** : Renforce la confiance en soi et aide à se rappeler de sa propre valeur.

6. Affirmations Positives au Miroir

Objectif : Adopter un discours bienveillant envers soi-même.

- **Instructions** : Chaque matin ou soir, regardez-vous dans le miroir et prononcez une affirmation positive, comme "Je mérite d'être aimé tel(le) que je suis." Essayez de maintenir le contact visuel et de ressentir pleinement chaque mot.
- **Fréquence** : Quotidienne.
- **Bénéfice** : Permet de transformer son discours intérieur pour un regard plus bienveillant sur soi-même.

11.4 Exercices pour un Mode de Vie Apaisant

7. Pratique de la Pleine Conscience au Quotidien

Objectif : Rester ancré dans le présent et éviter la surcharge mentale.

- **Instructions** : Choisissez une activité quotidienne (préparation d'un repas, marche, ou même douche) et concentrez-vous pleinement sur chaque sensation (bruits, odeurs, textures). Essayez de relâcher les pensées qui surgissent et de ramener votre attention au moment présent.
- **Fréquence** : Quotidienne, au choix selon l'activité.
- **Bénéfice** : Entraîne l'esprit à rester centré et calme dans les activités courantes.

8. Création d'un Coin de Paix Personnel

Objectif : Disposer d'un espace de refuge pour se ressourcer.

- **Matériel** : Coussins, plantes, bougies ou autres objets apaisants.
- **Instructions** : Créez un coin chez vous où vous pouvez vous isoler et vous détendre. Décorez cet espace avec des objets que vous trouvez apaisants, et rendez-le confortable pour la méditation, la lecture ou l'écriture.
- **Fréquence** : Utilisez-le dès que vous en ressentez le besoin.
- **Bénéfice** : Un espace calme vous permet de vous ressourcer sans distraction et d'alléger votre esprit.

11.5 Exercices pour la Communication et les Relations

9. Écoute Active dans les Conversations

Objectif : Cultiver des relations harmonieuses et attentives.

- **Instructions** : Lors de vos conversations, concentrez-vous sur les mots et les émotions de votre interlocuteur sans préparer votre réponse à l'avance. Posez des questions ouvertes pour montrer votre intérêt et clarifier des points si besoin.
- **Fréquence** : Chaque interaction, si possible.
- **Bénéfice** : Renforce la qualité des relations et crée un environnement de bienveillance et de compréhension.

10. Pratique du Non Bienveillant

Objectif : Poser des limites sans culpabilité.

- **Instructions** : Lorsque quelqu'un vous demande quelque chose que vous ne pouvez ou ne voulez pas faire, répondez avec un "non" bienveillant. Vous pouvez dire par exemple, "Je ne peux pas aujourd'hui, mais peut-être une autre fois." Pratiquez cet exercice pour apprendre à poser des limites sereinement.
- **Fréquence** : Dès que l'occasion se présente.
- **Bénéfice** : Poser des limites respectueuses préserve votre énergie et montre que vous vous respectez.

Conclusion du Chapitre

Ces exercices pratiques vous permettent d'intégrer les concepts et techniques explorés dans le guide de manière simple et accessible. En les pratiquant régulièrement, vous renforcerez vos compétences d'autosoins, votre estime de soi, et votre gestion émotionnelle, tout en créant un équilibre harmonieux avec votre hypersensibilité. Rappelez-vous que chaque exercice peut être adapté à votre rythme et à vos besoins spécifiques.

Conclusion : Embrasser pleinement son Hypersensibilité

Ce guide a été conçu pour accompagner les hypersensibles sur le chemin de la compréhension, de l'acceptation et de l'épanouissement. Vivre avec une hypersensibilité est un voyage unique, souvent marqué par des défis, mais aussi par une richesse intérieure précieuse. En apprenant à se connaître, à gérer ses émotions et à renforcer son estime de soi, chaque hypersensible peut transformer cette sensibilité en un atout puissant et enrichissant.

L'hypersensibilité offre une capacité extraordinaire à percevoir des nuances, à ressentir profondément et à établir des liens authentiques. Elle est une invitation à explorer le monde avec un regard attentif et bienveillant. Cependant, pour en faire une force, il est essentiel de s'entourer d'un environnement qui soutient le calme intérieur, de relations positives et de pratiques d'autosoins régulières.

Les outils proposés dans ce guide — de la création d'un espace de refuge à la pratique de l'écoute active et à l'utilisation des affirmations positives — sont des étapes vers une vie en harmonie avec soi-même. Ils invitent chaque hypersensible à bâtir un quotidien qui respecte leur rythme, leurs émotions et leurs besoins spécifiques. Ces pratiques, appliquées avec patience et persévérance, aideront à construire une base solide pour une vie sereine et épanouissante.

Être hypersensible dans un monde rapide et parfois brusque demande du courage et de la résilience. En embrassant pleinement cette sensibilité, en se donnant la permission de poser des limites et en cultivant un amour bienveillant envers soi-même, on découvre que l'hypersensibilité n'est pas une faiblesse mais une lumière intérieure.

Souvenez-vous que vous n'êtes pas seul(e) dans ce cheminement et que chaque petite victoire, chaque moment d'apaisement est un pas vers un équilibre durable. Prenez soin de cette sensibilité comme d'un jardin précieux, et laissez-la s'épanouir au rythme qui est le vôtre. Vous avez en vous la force et les ressources pour créer une vie riche, sereine et en harmonie avec votre véritable nature.

Gwendoline JOUAN

www.ingramcontent.com/pod-product-compliance
Lightning Source LLC
Chambersburg PA
CBHW070310220526
45465CB00004B/1824